AF295666

# L'ART

DE

## GUÉRIR RADICALEMENT,

ET

*SANS LE SECOURS D'AUCUN BANDAGE,*

## LES HERNIES.

*Par M.* MAGET, *ancien Chirurgien-major de la Marine, & Chirurgien de la Garde de Paris.*

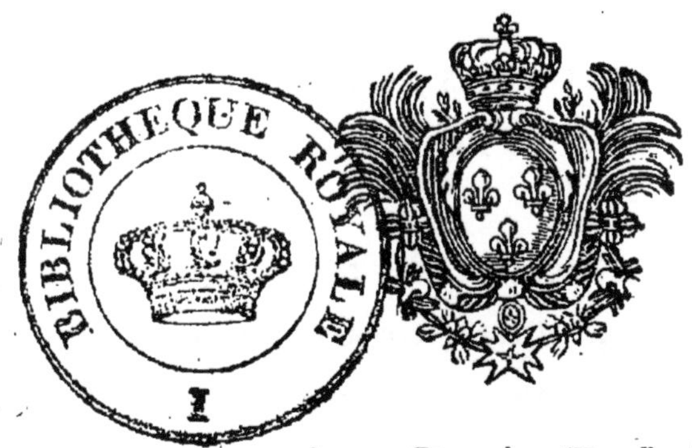



## A PARIS,

DE L'IMPRIMERIE ROYALE.

M. DCCLXXVIII.

# L'ART

## DE

## GUÉRIR RADICALEMENT,

*Et sans le secours d'aucun Bandage,
les Hernies.*

DE toutes les maladies du ressort de la
Chirurgie, il n'en est point de plus com-
munes ni de plus redoutables, que celles
qui sont connues sous le nom d'*Hernies*
ou *Descentes*.

L'histoire chirurgicale de tous les
siècles & de tous les peuples, prouve que
les hommes & les femmes de toute con-
dition & de tout âge, peuvent en être
également les malheureuses victimes.

Des observations faites avec autant
de soin que d'exactitude, ne permettent

pas de douter, que la huitième partie des
habitans de l'Europe ne foient attaqués
de cette cruelle maladie, & qu'il n'y ait
en France des provinces, fingulièrement
la Normandie, la Provence, & quelques
cantons de la Flandre où elle fe trouve
dans une plus grande proportion *(a)*.

Il n'eft point de maladie qui produife
autant d'incommodités habituelles, d'accidens fâcheux, de dangers preffans &
inopinés. Après nous avoir fait paffer la
vie dans la douleur & dans les plus vives
alarmes, il eft très-rare que les hernies
ne nous conduifent au tombeau.

Mais de toutes les defcentes connues,
les inguinales, de l'aveu des plus grands
maîtres de l'Art, font les plus ordinaires & les plus dangereufes.

Il eft conftant que de dix hernies, il
y en a neuf de l'aine. Les plus légères

---

*(a)* Voyez *page* 1 0 0 de la Préface du Traité
des Hernies, *par Arnaud.*

recherches en fourniroient la preuve.
Il n'eſt pas moins inconteſtable, que
ces deſcentes ont néceſſairement les ſuites
les plus fâcheuſes, ſoit que les deux
anneaux ou un ſeul aient laiſſé ſortir de
la capacité du bas-ventre l'inteſtin ou
l'épiploon, ou les deux enſemble.

Elles cauſent inévitablement des ti-
raillemens d'eſtomac & d'inteſtins, des
défaillances, de mauvaiſes digeſtions,
des coliques venteuſes, &c. Il n'eſt
malheureuſement que trop vrai, que les
perſonnes attaquées de cette eſpèce de
deſcente ne jouiſſent pas pendant vingt-
quatre heures de ſuite d'une parfaite tranquillité.

Mais les accidens les plus redoutables
de ces hernies, ce ſont indubitablement
les adhérences & les étranglemens.

Lorſque les deſcentes ne ſont point
contenues, ou le ſont mal, « les parties,
dit Arnaud, s'habituant à reſter hors «
du ventre, eſſuient toutes les impreſ- «

» sions fâcheuses des agens extérieurs ;
» ils y causent des irritations, des inflam-
» mations & des excoriations ; d'où
» résulte l'union des parties du dedans
» avec celles du dehors, auxquelles elles
» se collent & s'unissent intimément. »

Quelque incommodes , douloureuses
& dangereuses que soient les adhérences,
elles ne sont pas, à beaucoup près, aussi
effrayantes que les étranglemens.

Pour se former une juste idée de ce
terrible accident, il suffit de le considérer
dans ses différens degrés. Il les parcourt
avec une si grande rapidité , qu'il est
rarement possible d'y remédier.

A l'instant de l'invasion , le malade
sent une vive douleur à l'aine, dans la
partie où le boyau est étranglé.

Dans le progrès, cette douleur s'é-
tend dans toute l'étendue du ventre.
Partant de l'aine , elle se termine autour
du nombril. A mesure que les tranchées
augmentent, le malade a des envies de

vomir, qui finiſſent par une ſalivation abondante, épaiſſe & glaireuſe; les vomiſſemens ſuccèdent aux nauſées & à cet écoulement de ſalive. Les premières matières que le malade vomit, ſont les alimens, s'il y en a dans l'eſtomac; il vomit quelque temps après la bile toute pure; les excrémens viennent enſuite par la bouche, rien ne paſſe par le fondement, pas même les vents, ils regorgent des boyaux dans l'eſtomac; le malade les rend par la bouche avec beaucoup de peine, & ſemble toujours prêt à en être ſuffoqué; alors le ventre ſe gonfle & ſe tend au plus haut point; la fièvre ſurvient.

Dans l'état de la maladie, les accidens ſont plus conſidérables & ſe ſuccèdent de plus près les uns aux autres; le hoquet & les mouvemens convulſifs ſurviennent.

Dans la déclinaiſon, le pouls devient concentré & intermittent; le malade

vomit fans efforts ; les vents prennent
quelquefois la route du fondement ; le
ventre s'aplatit, les extrémités fe re-
froidiffent, les ailes du nez fe retirent,
les yeux deviennent fixes & étincelans ;
le malade approchant de fa fin, les parties
tombent totalement dans la mortification ;
les tranchées, le hoquet, les vomiffe-
mens ceffent ; la hernie devient molle,
le ventre s'affaiffe & le malade périt dans
cet état horrible, fans qu'il foit poffible
de lui donner du fecours.

Il eft prefque impoffible, qu'on ait
du fecours au moment de l'invafion de
la maladie ; très-rarement peut-on s'en
procurer pendant le progrès ; le feul
remède qu'il y ait dans l'état de la maladie, confifte dans une opération très-
douloureufe, difficile & incertaine.

Qu'on ne dife pas que l'étranglement
eft un accident rare! Un coup fur la
hernie, une chute, un effort, un exercice forcé, une quinte de toux, un

éternuement violent, &c. &c. peuvent également le déterminer. Ne pourroit-on pas dire avec infiniment plus de vérité, que les malades d'hernie font, à tout inftant, menacés de la mort la plus cruelle!

Depuis le temps de l'immortel Hippocrate jufqu'à nos jours, il n'y a point eu de Médecin célèbre, ni d'habile Chirurgien, qui n'aient cherché les moyens de triompher de ce dangereux ennemi du genre humain. On peut voir l'hiftoire de leurs efforts dans la Préface du Traité des Hernies, par Arnaud. On n'y en trouvera aucun qui ait été couronné du fuccès, que ces grands hommes defiroient.

Tous ceux qui ont écrit fur cette importante partie de la Médecine, ne l'ont pas envifagée fous le même point de vue. Les uns fe font occupés de la guérifon des hernies; les autres, des moyens d'en prévenir les accidens; & les autres

enfin, de remédier à ces accidens. En-
trons, à ces trois égards, dans quelque
détail.

## PREMIER POINT DE VUE.

LA guérison des defcentes inguinales
a été tentée de deux manières ; & par
les topiques, & par les opérations.

## PREMIÈRE MANIÈRE.

### Les Topiques.

Ces hernies n'ayant lieu que par la
dilatation des anneaux, & par le relâchement des fibres du mufcle oblique
externe qui les forme, il étoit naturel
de penfer, que les topiques fortement
toniques rétabliroient les parties conte-
nantes dans leur premier état. Auffi
n'y a-t-il aucun aftringent, farine de
fèves de marais, tan, rofes de provins,
gros vin rouge, fang de dragon, &c. &c.
qui n'ait été fucceffivement mis en ufage.
Chaque herniaire a le fien. Malheureu-
fement les topiques n'ont pas eu le fuccès

qu'on s'en étoit promis. Une longue expérience ne permet pas de douter, qu'on ne peut en attendre quelque utilité, que dans les hernies commençantes des enfans, & encore faut-il que la dilatation des anneaux n'ait pas été facilitée par un relâchement général des fibres muſculaires. Les gens de l'Art les plus éclairés ont aperçu depuis long-temps la raiſon même de l'effet très-borné des topiques. Leur action n'étant pas immédiate ſur les parties muſculeuſes, n'agiſſant que ſur les tégumens très-épais, ſur-tout dans les perſonnes qui ont de l'embonpoint, ils ne peuvent certainement reſſerrer les anneaux. Combien de fois n'a-t-on pas attribué aux aſtringens, ce qui étoit l'effet du bandage ſimple, bien fait & porté pendant long-temps ! Il n'eſt pas douteux, que dans les hernies commençantes des enfans, & de quelques adoleſcens, les anneaux n'étant point fatigués par la ſortie & la

rentrée répétées de l'inteſtin & de l'é-
piploon, ne puiſſent parfaitement ſe ré-
tablir d'eux-mêmes & par les ſeules forces
de la Nature. Convenons donc avec les
Médecins & les Chirurgiens de la plus
grande réputation, que les topiques aſtringens ſont moins un moyen de guériſon, qu'un moyen de s'enrichir, &
que ceux qui les emploient indiſtincte-
ment pour tous les âges, ſont de vrais
empyriques.

Si l'on avoit beſoin de nouvelles
preuves de l'inſuffiſance des topiques,
on les trouveroit dans la néceſſité même
où ſe ſont crus les maîtres de l'Art, de
tenter différentes opérations, ſouvent
dangereuſes, toujours très-douloureuſes.
Donnons une légère idée des princi-
pales. Elles forment le ſecond moyen
qu'on a employé pour la guériſon des
deſcentes.

## DEUXIÈME MOYEN.

### *Opérations.*

Du temps de Celfe, on faifoit pour les hernies complettes, une opération qu'il décrit de la manière fuivante. On ouvroit le *fcrotum* avec un inftrument tranchant ; on faififfoit le fac herniaire, qu'on coupoit, après avoir fait rentrer l'inteftin, on faifoit enfuite la ligature du *cordon fpermatique*. & l'on emportoit le *tefticule* ; on coupoit une partie de la peau du *fcrotum* ; après quoi on en rapprochoit les lèvres pour en faire la réunion, & pour former une cicatrice ferme & folide, qui pût s'oppofer à la chute des parties.

Il feroit inutile de nous arrêter à faire fentir le danger de cette opération, qui ne guériffoit pas les malades, & qui en tuoit un grand nombre. C'eft au fujet de cette opération, que Heifter s'élève contre les coureurs de campagne, que

Roffet appelle *châtreurs* *(b)*. Les États les mieux policés ont profcrit cette cruelle opération.

Paul Éginette a fait un changement à l'opération de Celfe ; il confifte à lier le fac & à le couper au-deffous de la ligature. Cette modification n'a pu produire un grand bien.

Albucafis a ajouté à l'opération, le cautère actuel. Il l'appliquoit fur l'endroit par où fortoit l'hernie ; il le faifoit pénétrer jufqu'à l'os, afin, difoit-il, que le *fcrotum* & l'os *pubis* puffent s'unir entièrement enfemble.

Roger de Parme prenoit une aiguille enfilée d'un cordonnet ; il la paffoit dans l'épaiffeur de la peau du *fcrotum*, à la partie fupérieure, par-deffous les vaiffeaux fpermatiques ; il mettoit un petit morceau de bois fur la peau, & il ferroit de jour en jour le cordonnet fur ce

_(b) Vid. Heifî. Thef. de Kelotomiæ abufu tollendo._

morceau de bois. Roffet paroît faire grand cas de cette méthode. Ce fiècle eft trop éclairé pour ne pas en fentir l'infuffi-fance & le danger.

Lanfranc, plus cruel encore que tous fes prédéceffeurs, employoit des tenailles larges & dont chaque aile étoit ouverte par une fente longitudinale ; il prenoit la peau avec ces tenailles & la perçoit avec un couteau fort tranchant & rougi au feu, qu'il paffoit à travers les ou-vertures de ces tenailles ; il cautérifoit par ce moyen l'*os pubis*. Il prétendoit par cette méthode joindre fi bien la peau avec l'os, que l'hernie ne pouvoit plus re-venir. L'expérience a prouvé fon erreur.

Le célèbre Guy de Chauliac fubftitua un cautère potentiel, l'*huile de vitriol*, au couteau rougi au feu. Il l'appliquoit à l'endroit de l'anneau jufqu'à ce qu'il eût pénétré au fac herniaire, qu'il pré-tendoit confommer fans altérer le cordon fpermatique; il panfoit enfuite la plaie, &c.

L'infuffifance & les inconvéniens de cette méthode la firent promptement oublier. Il ne paroît pas que d'autres Chirurgiens François l'aient ni pratiquée, ni recommandée.

Un Anglois qui s'en difoit l'Auteur, chercha à la faire revivre à Paris en 1725 : cet Herniaire ne fut pas auffi heureux en France qu'il affuroit l'avoir été en Angleterre. De neuf malades qu'Arnaud le vit traiter, il n'y en eut aucun qui fût guéri. Un de ces malades eut la conftance de fouffrir trois fois l'opération. Il lui en coûta un tefticule.

Un certain Berault imagina une autre méthode qu'on a appelée *le point doré*. Il faifoit d'abord rentrer l'hernie ; il ouvroit la peau du *fcrotum* à fa partie fupérieure ; il découvroit le fac herniaire ; il le tiroit avec des pinces ; il paffoit enfuite quatre fois un fil d'or à travers le fac, le plus près qu'il pouvoit de l'anneau : par ce moyen , les deux extrémités du fil venoient fe joindre ; il les tordoit avec des pinces ; il les coupoit avec la lime & il panfoit la plaie.

Franco faifoit la même opération, mais il n'employoit que le fil ordinaire. D'autres Opérateurs fe font fervis de fil de plomb. Cette méthode a été en grande recommandation ; elle a été même adoptée par des Chirurgiens éclairés. Cependant elle a été totalement abandonnée à caufe de fes inconvéniens : le fac herniaire fe trouvoit fouvent fi mince, qu'il fe déchiroit & que le fil ne pouvoit tenir. Il reftoit quelquefois une fiftule à la peau. Souvent le boyau s'infinuoit entre les parois du fac herniaire & le fil, & il y fouffroit des étranglemens fâcheux. Prefque toujours les parties pouffant devant elles la portion liée du fac, la hernie devenoit complette comme auparavant ; mais ce qui arrivoit conftamment & inévitablement, c'eft que la hernie, de complette qu'elle étoit, devenoit incomplette, c'eft-à-dire, qu'il reftoit toujours une tumeur à l'endroit de l'anneau qui ne paffoit pas *l'os pubis.*

Cet accident eft commun à toutes les méthodes dont nous avons parlé. Le mal ne fait que changer de nature ou de place.

Démetrius de Cantemir rapporte dans fon Hiftoire de l'Empire Ottoman, que les Albanois excellent dans la guérifon des hernies. La defcription qu'il fait de leur méthode, eft trop piquante pour ne pas la copier ici dans toute fon étendue *(c).*

« Pour ce qui eft, dit-il, de la cure
» des *ruptures,* des defcentes, ils l'entre-
» prennent fur toutes fortes de gens de
» quelqu'âge qu'ils puiffent être ; leur
» méthode eft groffière, & néanmoins
» réuffit. Durant mon féjour à Conftan-
» tinople, j'en fis l'épreuve fur mon

---

*(c)* Traduction de M. de Jonquieres, *1743,* *vol. fecond.*

Secrétaire, homme d'âge, que je fis «
panser de ce mal dans mon palais. «
L'accord fait pour le prix de la gué- «
rison, ils lièrent le patient fur une «
large planche, depuis la poitrine juf- «
qu'aux pieds, avec des bandes ; puis «
ils lui firent une incifion au bas-ventre «
avec une forte de rafoir ou biftouri. «
L'*hypodermium* , le péritoine, étant ou- «
vert, ils tirèrent de la fubftance in- «
terne de deffous la peau , la largeur «
de la main , & firent remonter à la «
place du vide l'inteftin qui étoit def- «
cendu dans le *fcrotum*. Enfuite l'*hypo-* «
*dermium* fut coufu de gros fil qui fut «
arrêté par un nœud pour l'empêcher de «
gliffer , & les lèvres de l'*hypodermium* , «
qui pendoient des deux côtés , furent «
coupées avec le même rafoir ; la plaie «
fut frottée de graiffe de porc & l'on «
y mit le feu avec un fer rouge. Avant «
que de mettre l'appareil, ils levèrent «
un peu haut les jambes du patient qui «
étoit plus mort que vif, & firent couler «

» dans la plaie les blancs de neuf œufs
» frais. Si dans une heure ou deux, cette
» liqueur travaille & bouillonne, c'eſt
» un ſigne certain de guériſon ; au lieu
» qu'ils n'augurent rien de bon, ſi après
» trois heures il ne paroît rien de ſem-
» blable. Ils regardent ce défaut comme
» l'effet de l'âge ou de la foibleſſe du
» patient qui eſt hors d'état de profiter
» de leur médecine ; car jamais ils ne
» doutent de la vertu du remède ; & à
» la vérité, il arrive rarement qu'il en
» meurt un ou deux entre cent qu'ils
» entreprennent. Après deux ou trois
» jours, on répète l'infuſion de blancs
» d'œufs ; tout ce temps-là, le patient
» étoit tenu étendu ſur ſon dos ſans donner
» aucun ſigne de vie, & ſans ſentiment.
» Nos Docteurs ne lui laiſſèrent rien
» prendre, diſant qu'il ſuffiſoit de lui
» humecter ſouvent la langue avec une
» goutte d'eau. Le quatrième jour, ils
» mirent ſur la planche le patient tout lié
» comme il étoit, & auſſitôt il revint à lui,

& d'une voix foible il se plaignit de la «
douleur qu'il ressentoit. Ils lui donnèrent «
une cuillerée ou deux d'eau tiède pour «
le soutenir; & pendant les trois jours «
suivans, ils lui permirent des bouillons, «
recommandant sur-tout de ne point lui «
charger l'estomac & de ne lui point «
donner de viande. Le septième jour, «
on le délia pour le mettre plus à «
son aise dans un lit; mais de peur «
qu'il ne vînt à remuer ou qu'il ne se «
tournât de côté, deux de nos Méde- «
cins ne le quittèrent point de vue, & «
chaque jour l'infusion susdite fut re- «
nouvelée. Depuis le neuvième jour «
jusqu'au douzième, la quantité des «
blancs d'œufs fut réduite à six, & aussi- «
tôt qu'ils étoient appliqués sur la plaie, «
on voyoit un bouillonnement plus con- «
sidérable qu'auparavant. A peine au «
quinzième jour le blanc d'œuf pou- «
voit-il entrer; cependant ils ne ces- «
fèrent pas leur infusion tant qu'ils virent «
jour à en faire entrer quelque quantité, «

» & que le moindre bouillonnement se
» faifoit apercevoir. Ce figne ayant fini,
» ils couvrirent la plaie d'une emplâtre
» faite de poix & d'autres ingrédiens.
» Le patient eut alors la liberté de re-
» muer les jambes & de fe coucher fur
» le côté. Tous les matins, avant que le
» patient prît aucune nourriture, les
» Médecins tiroient doucement le bout
» du fil qui avoit fervi à coudre la plaie,
» pour connoître s'il étoit temps de la
» laiffer fans ligature ; cela dépend de la
» force du patient ; il faut pour les uns
» quarante jours, à d'autres trente jours
» fuffifent, & même il y en a qui peu-
» vent avoir le fil détaché au vingtième
» jour. Alors, à l'aide d'une feconde
» emplâtre, la cure eft parfaite. Voilà
» une opération bien furprenante dont
» j'ai été témoin oculaire, & cependant
» cette méthode eft pratiquée avec fuccès
» par un peuple groffier & dépourvu
de fcience. »

De nos jours, un célèbre Praticien,

**M.** Schmucker a renouvelé & perfec-
tionné la méthode des Anciens. Pour
donner une idée de son opération, nous
allons copier dans le Journal littéraire de
Berlin, *année 1776*, une partie de
l'extrait de ses Observations chirurgicales.

« Notre Auteur montre ici, dit le
Journaliste, que les différentes mé- «
thodes qu'on a employées jusqu'à pré- «
sent pour l'opération des hernies scro- «
tales ne valent pas la sienne pour guérir «
radicalement & empêcher le retour du «
mal. Il a le mérite d'avoir le premier «
heureusement appliqué à l'opération «
des hernies scrotales, les conseils du «
célèbre le Dran pour les hernies in- «
guinales, c'est-à-dire, de lier le sac «
*hernieux*, ce que notre Auteur fait avec «
la précaution de séparer adroitement «
le sac, de façon qu'il ne touche pas «
le cordon spermatique. «

Quant à l'opération même ; voici «
comment elle se fait. M. Schmucker «

» fait fortir l'hernie autant qu'il eft poffi-
» ble, pour en avoir le fac très-tendu ;
» il y fait alors l'incifion néceffaire, &
» fépare ce fac de la peau, du cordon
» fpermatique & des autres parties adhé-
» rentes, après quoi il l'ouvre & fait
» rentrer dans l'abdomen la portion de
» boyau ou de l'*omentum*, qui fe trouve
» dans le fac *hernieux*. On dilate pour
» cet effet, s'il eft néceffaire, l'anneau
» de l'abdomen ; l'Auteur fait en même
» temps fortir plus en dehors le fac her-
» nieux ; & après l'avoir lié auffi près
» qu'il eft poffible de l'anneau de l'ab-
» domen, il le découpe à deux doigts
» de la ligature. On panfe enfuite le
» malade convenablement, & on lui
» frotte tout l'abdomen avec une huile
» tiède, eompofée d'huile de camomille,
» de lin & d'un peu de camphre. On met
» fur l'abdomen des compreffes imbibées
» dans la même huile, & on applique
» fur tout l'appareil des fomentations
émollientes. »                                      M.

M. Schmucker donne deux exemples «
très-remarquables d'hernies scrotales, «
qu'il a guéries radicalement par l'opé- «
ration faite à sa manière. «

L'un de ces malades étoit un jeune «
homme de quinze ans, qui devint en- «
suite maréchal-ferrant, & soutint tous «
les travaux pénibles & inséparables de «
cette profession, sans jamais avoir eu «
besoin d'un brayer. L'autre est M. de «
Zimmermann, Médecin de Sa Majesté «
Britannique. »

M. Schmucker n'attaquant & ne ci-
catrisant que le sac herniaire, les observations que nous avons faites sur les
méthodes des Anciens, notamment sur
celle appelée *point doré*, peuvent &
doivent être appliquées à la sienne. Il
paroît certain, que la section d'une partie
& la cicatrice d'une membrane aussi sus-
ceptible d'extension, que le péritoine,
comme les hernies d'une grosseur mons-
trueuse, les hydropisies & la grossesse

des femmes, en fourniſſent des preuves ſans replique, ne peuvent opérer phyſiquement ſa guériſon radicale des hernies inguinales, & beaucoup moins ſi l'on a dilaté les anneaux. Si le jeune homme de quinze ans n'a éprouvé auçun retour d'hernie, c'eſt que l'anneau s'eſt reſſerré & fortifié avec le temps, & que la cicatrice du ſac herniaire a ſimplement facilité ce reſſerrement.

Nous devons donc convenir que juſqu'à M. Maget, on n'a pratiqué aucune opération propre à guérir radicalement & ſans danger les deſcentes de l'aine.

### SECOND POINT DE VUE.

Voyons ſi ceux qui déſeſpérant de la guériſon radicale, ſe ſont occupés des moyens d'en prévenir les accidens, ont été plus heureux.

Ils ont preſcrit un ſi grand nombre de règles, qu'il eſt impoſſible de ne manquer à aucune. Quel eſt l'homme qui puiſſe ſe flatter d'éviter conſtamment un régime relâchant, un air humide, les chutes, les quintes de toux, les éternu‍mens violens, &c. &c. &c! On a eu recours au bandage, comme le moyen le plus ſûr, pour contenir les hernies & pour en prévenir les accidens dangereux, les adhérences & les étranglemens.

On a réduit ce moyen en Art, & il n'en eſt peut-être aucun ſur lequel l'in‍duſtrie ſe ſoit plus exercée. On a vu à cet égard, principalement dans notre ſiècle, des prodiges de mécanique, d'ap‍propriation & d'élégance. Mais examinons ſans prévention les avantages & les déſa‍vantages de ces machines. C'eſt la ſeule voie que nous ayons d'éclairer les malades ſur le degré de confiance qu'ils doivent leur accorder, & d'apprécier l'enthouſiaſme que quelques Bandagiſtes cherchent à inſpirer en leur faveur.

1.° Et d'abord quelle gêne, quelle incommodité de porter nuit & jour &

pendant toute la vie un bandage! C'eſt à ceux qui s'y ſont condamnés à nous le dire.

Quel cruel état que celui d'être continuellement agité par la crainte que le bandage ne ſe relâche, ne ſe rompe, ne laiſſe échapper l'hernie, & par-là, de ſe voir livré aux horreurs d'un étranglement ; ces cas ſont arrivés mille & mille fois. L'agitation n'eſt donc malheureuſement que trop fondée.

2.° Les précautions infinies que les plus grands maîtres ont recommandées aux perſonnes qui ſont dans la dure néceſſité de porter un bandage, ſont plus propres à les effrayer qu'à aſſurer leur tranquillité. Elles doivent avoir la main ſur la pelotte du bandage lorſqu'elles ſe mouchent, touſſent, éternuent, vont à la ſelle ; ne pas s'aſſeoir trop bas ; éviter la colère, les combats, tout exercice un peu fort, &c. &c. &c. Mais il ſeroit beaucoup trop long de les rapporter toutes,

On peut les lire dans les bons Auteurs.

3.° Toutes les perſonnes n'étant pas également conformées, & y en ayant de mal conformées, de graſſes, de maigres ; il eſt indiſpenſablement néceſſaire de faire les bandages ſur des meſures exactes & priſes ſuivant les règles de l'Art. Si l'on manque à cette attention, on expoſe le malade à des dangers évidens, ou au moins à des incommodités inſupportables. Mais qu'il nous ſoit permis de renvoyer aux *Chapitres XX, XXI, XXII & XXIII* du premier volume du *Traité des Hernies, par Arnaud.* On y verra combien peu on a à attendre & tout ce qu'on a à craindre des bandages. Ce ſavant Herniaire ne les recommande que parce qu'il ne connoiſſoit pas de moyen ſûr de prévenir les accidens.

4.° C'eſt un fait inconteſtable, & que les grands Médecins & les habiles Chirurgiens n'ont jamais conteſté, que les bandages les mieux appropriés & les plus artiftement faits, ne peuvent, dans toutes les circonftances, contenir les hernies complettes. Plus de cent Lettres que M. Maget a reçues de différens malades, en fourniroient de nouvelles preuves, s'il étoit néceffaire.

5.° Il n'eft pas moins certain, que l'écuffon du bandage, comprimant fans ceffe, & froiffant à tous les mouvemens du malade, le cordon fpermatique, eft la caufe la plus ordinaire des adhérences, accident d'autant plus à redouter, qu'il eft plus que probable, qu'on ne trouvera jamais un moyen fûr d'y remédier.

6.° Willis, Th. Bartholin & Ledran, ont obfervé, que la compreffion trop forte des glandes inguinales, par un bandage, avoit déterminé la formation de tumeurs écrouelleufes confidérables au cou & derrière les oreilles.

7.° Ne pourroit-on pas tirer une nouvelle raifon de l'infuffifance des bandages, du peu d'accord qui règne entre

les plus experts Herniaires, fur la conf-
truction & l'application de ces machines ?
Du moins eft-il certain, qu'on ne voit
dans leurs difputes, que les inconvéniens
des bandages, bien relevés & folidement
prouvés. Le *Supplément du n.º 24 de la
Gazette de fanté*, offre un exemple frap-
pant de cette vérité. Nous prendrons la
liberté d'y renvoyer.

## TROISIÈME POINT DE VUE.

NOUS avons vu que les accidens des
hernies fe réduifoient à deux principaux,
les adhérences & les étranglemens. Le
premier eft reconnu incurable, & le
dernier l'étoit également pour les Anciens. La Chirurgie moderne, plus
éclairée, en a heureufement triomphé.
Elle a fait à cet égard des cures vrai-
ment furprenantes, & qu'on doit regarder
comme autant de miracles de l'Art. C'eft
la preuve la plus complette des progrès
confidérables que l'Anatomie a faits, &

la récompenſe la plus flatteuſe pour ceux aux efforts deſquels nous devons ce précieux avantage.

Il eſt ſans doute très-fâcheux que l'Art n'obtienne ſes plus brillans ſuccès, que par l'opération la plus douloureuſe, pour ne pas dire la plus cruelle. Une vérité non moins affligeante, c'eſt que très-rarement le mal donne le temps d'appliquer le remède. Souvent en cinq ou ſix heures, l'étranglement conduit le malade au tombeau *(d)*.

Mais tirons le rideau ſur des détails ſi triſtes, & occupons-nous du moyen conſolant que nous offre M. Maget.

Cet honnête & habile Artiſte, convaincu, d'après une étude approfondie de tout ce qu'on avoit tenté en faveur des malades d'hernie, & par ſa propre expérience, qu'on ne parviendroit jamais

---

*(d)* Voyez *page 53* du premier volume du Traité des Hernies, *par Arnaud.*

à guérir radicalement les defcentes, fi l'on ne trouvoit le moyen de refferrer les anneaux autant qu'il foit poffible, de les oblitérer même, s'il eft permis de fe fervir de cette expreffion, forma le projet, dès 1760, de ne rien négliger pour le découvrir. C'étoit, à notre avis, avoir fait un pas de géant, & nous fommes perfuadés, que toutes les perfonnes éclairées fe feront un devoir d'en convenir.

M. Maget eut d'abord l'idée de mettre l'anneau à nu par le fecours des cauftiques. Une feule expérience le força à l'abandonner. Corroder, confommer, par ce moyen, la peau, la partie graiffeufe & la membrane charnue du *facialata*, n'étoit pas feulement une opération très-longue & très-douloureufe ; c'étoit auffi agir en aveugle, s'expofer à altérer, à détruire même le cordon fpermatique, & à manquer fon but. Comment porter exactement l'action des cauftiques fur le

pourtour du bord interne fupérieur de
l'anneau , fur le périofte de *l'os pubis ;*
& très-légèrement fur les piliers & fur la
gaine des *vaiffeaux fpermatiques !* Il n'y a
point de moyen fûr d'atteindre ce point
de précifion.

La feule méthode à fuivre ne tarda pas
à fe préfenter à l'efprit de M. Maget. Il
la faifit avec empreffement, & la pratiqua
avec le plus grand fuccès. Elle confifte
à incifer les tégumens, à mettre à cou-
vert, au moyen d'un dilatatoire fort
fimple, le cordon fpermatique, & à en-
flammer fuffifamment le bord interne
fupérieur de l'anneau, les piliers, une
partie du périofte de *l'os pubis* & de la
gaine des vaiffeaux fpermatiques, pour
produire une forte réunion, une cicatrice. Mais cette découverte eft trop importante, pour que nous puiffions nous
difpenfer d'entrer dans de grands détails.
Les gens de l'Art même les plus confom-
més, feront bien aifes de voir toutes les

attentions que M. Maget met dans son opération.

1.° Après avoir fait coucher le malade sur son dos, & avoir fait rentrer l'hernie & le sac herniaire ; il pose le pouce gauche deux lignes ou environ au-dessous de la tubérosité de *l'os pubis ;* précisément vis-à-vis la partie inférieure de l'anneau.

2.° Il porte le second doigt, vingt lignes ou environ au-dessus du premier, suivant la direction de l'anneau.

3.° Il rapproche ses deux doigts afin de doubler la peau & les graisses ; ensuite avec un excellent bistouri, il perce la partie inférieure de ces tégumens pincés, & fait remonter le tranchant de l'instrument jusqu'à ce que la partie supérieure soit entièrement découverte. Ces parties n'étant pas très-sensibles, l'opération est plus effrayante que douloureuse. D'ailleurs on conçoit qu'elle est faite en un instant.

B vj

4.° Notre Artiste remplit la plaie de charpie sèche, sans trop la comprimer, à moins que quelque artériole cutanée ne donnât un peu abondamment du sang.

5.° Il met de la charpie sèche tout autour de la plaie, & il contient le tout par des compresses & un bandage.

6.° Après quarante-huit heures, lorsque les compresses & la charpie peuvent se détacher sans résistance, il lève l'appareil.

7.° Il nétoye la plaie avec soin.

8.° Il fait la section de la membrane du muscle *facialata*, dans toute l'étendue de la plaie.

9.° Il porte le doigt au fond de la plaie sur la tubérosité de l'*os pubis*, afin de saisir le cordon spermatique, & de le ranger du côté de la partie latérale externe ; après, sans abandonner le cordon, il porte le dilatatoire *A* dans l'anneau, & l'appuie contre la tubérosité de l'*os pubis*, obſervant que le cordon ſpermatique ſoit exactement garanti par la branche externe de cet inſtrument.

10.° Il tourne enſuite la vis pour écarter les lèvres de la plaie, avec l'attention de ne pas faire changer de point d'appui à ſon dilatatoire.

11.° La plaie étant ſuffiſamment dilatée pour en voir le

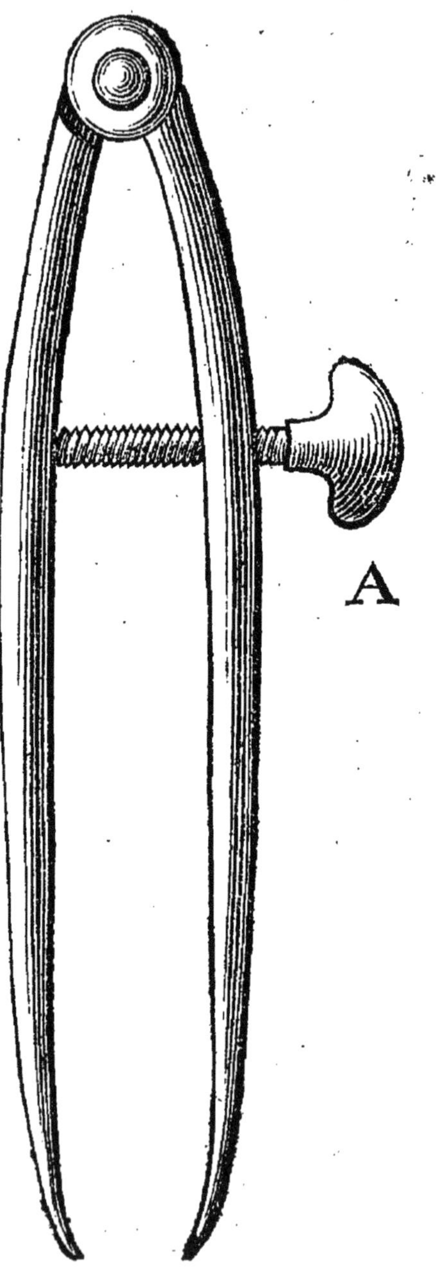

fond & les parois internes de l'anneau, il y porte un petit morceau d'agaric de chêne bien affoupli & imbibé de la plus forte *huile de vitriol*; l'appuie une demi-feconde fur le périofte dé l'*os pubis*, le promène rapidement tout autour du bord interne fupérieur de l'anneau, & en touche très-légèrement les piliers & la gaine du cordon fpermatique pour caufer une inflammation dans ces parties. C'eft l'opération la plus douloureufe; mais le malade n'a pas long-temps à fouffrir.

12.° Il panfe tous les jours la plaie à fec & à plat. Si elle eft trop sèche, il y met un peu de baume *d'arcéus*. Le traitement dure pour l'ordinaire vingt-cinq à trente jours. On peut permettre au malade de fe lever le cinquième ou le fixième jour de l'opération.

Il n'eft, je penfe, aucun Médecin, ni aucun Chirurgien qui ne convienne que, fi la méthode de M. Maget eft exécutée avec les attentions que nous venons d'indiquer, elle ne doive avoir tout le fuccès defiré; qu'elle ne foit accompagnée d'aucun danger; que la *phlogofe* caufée à la furface interne de l'anneau, aux piliers, à la gaine du cordon fpermatique & à une partie du périofte de l'*os pubis*, ne produife une forte réunion, une cicatrice, qui bouche l'anneau ou au moins qui le refferre au point de rendre impoffible la fortie du péritoine, de l'inteftin & de l'épiploon, le retour de l'hernie. C'eft bien le cas d'appliquer l'axiome, *fublatâ caufâ tollitur effectus*.

Mais ne peut-on pas couper ou piquer l'artère épygaftrique, & par-là caufer une hémorragie dangereufe! La Chirurgie moderne, beaucoup plus éclairée que l'ancienne, ne craint point cet accident dans le *bubonocèle*. On ne voit pas pourquoi M. Maget le craindroit dans fon opération. Quoiqu'il ait opéré plus de cinquante malades, il ne l'a jamais éprouvé.

Ne pourroit-on pas craindre encore que le cauſtique portant ſon action plus loin que l'Opérateur ne deſire, ne produiſît des déſordres funeſtes, ou auxquels il ſeroit très-difficile de remédier ? Ceux qui emploient l'action ſouvent répétée des cauſtiques contre les fiſtules, les loupes, &c. ne ſont point arrêtés par la crainte de pareils déſordres. M. Maget doit l'être infiniment moins. La manière dont il applique ſon cauſtique le rend parfaitement maître de ſon action. Il le porte où il veut & autant qu'il veut.

La méthode de M. Maget eſt-elle nouvelle ou n'eſt-elle que la méthode des Anciens perfectionnée ? Les Anciens & M. Schmucker, peut-on dire, ont inciſé les tégumens, & Guy de Chauliac a employé l'huile de vitriol. C'eſt au Public à décider cette queſtion. Nous nous contenterons d'obſerver que les Anciens inciſoient les tégumens pour emputer ou faire tomber la partie extérieure du fac herniaire, après l'avoir lié fur l'anneau, & que M. Maget, après avoir fait rentrer l'hernie & le fac, incife une moindre étendue de ces tégumens, pour, au moyen du cauftique, boucher l'anneau ou au moins le refferrer autant qu'il foit poffible ; que Guy de Chauliac employoit l'huile de vitriol fur les tégumens, & que M. Maget la porte uniquement fur le pourtour du bord interne & fupérieur de l'anneau, fur le périofte de *l'os pubis,* fur les piliers & fur la gaine du cordon fpermatique ; que la méthode des Anciens ne prévenoit pas indubitablement le retour de l'hernie, & que la méthode de M. Maget rend ce retour phyfiquement impoffible, lorfqu'une trop grande timidité n'empêche pas de la fuivre de point en point.

Une expérience de dix-huit années & plus de cinquante guérifons radicales, confirment les avantages ineftimables que nous avons attribués à la méthode de M. Maget. On en peut voir les preuves non équivoques dans les bureaux de la Police & du Miniftre.

M. Maget retiré à Bray-fur-Seine, faifit avec empreffement l'occafion qui fe préfenta de faire deux opérations. Elles eurent le fuccès le plus complet. M. le Vavaffeur, Négociant à Rouen, en ayant été inftruit, alla fe faire traiter d'une hernie fcrotale qu'aucun bandage ne pouvoit contenir. Il en fut radicalement guéri.

Feu M. le duc de Mortemart ayant été témoin oculaire de ces trois opérations, & defirant que cette précieufe découverte fût auffi utile qu'elle pouvoit l'être, détermina M. Maget à venir s'établir à Paris.

Ce Seigneur eut la bonté de le préfenter au Miniftre comme un Artifte digne de la protection du Gouvernement, & de lui obtenir, du premier Médecin du Roi, un brevet pour trois ans.

M. Senac nomma M. Petit, premier

Médecin de M.<sup>gr</sup> le duc d'Orléans, pour suivre les expériences de M. Maget. M.<sup>rs</sup> de Cantières, Commiſſaire des guerres ; Teiſlier de la Tour, Banquier à Paris ; & le Boulanger Hollandois furent traités & parfaitement guéris ſous les yeux de ce Médecin éclairé. Il rendit le compte le plus avantageux de ces trois opérations. Un de ces malades fut viſité par M. Sabatier Chirurgien-major de l'Hôtel Royal des Invalides, & reconnu complettement guéri. Ces trois perſonnes exiſtent, & on peut aſſurer, ſans craindre d'être démenti, qu'elles n'ont éprouvé aucun retour d'hernie ; & que depuis l'opération elles n'ont employé le ſecours d'aucun bandage. M. Maget, à peu-près dans le même temps, traita d'une hernie complette, une jeune Dame de la plus haute naiſſance & avec le plus grand ſuccès. Le célèbre M. Morand, d'après l'examen le plus ſcrupuleux, déclara que la guériſon étoit complette. Cette Dame jouit d'une parfaite santé. Elle a donné le jour, depuis ce traitement, à plusieurs enfans sans que l'hernie ait reparu.

M. Petit étant mort, M. le Thuilier, Docteur-régent de la Faculté de Paris, qui jouissoit de la plus grande réputation, & dont la mémoire sera toujours chère aux honnêtes gens, lui succéda. Ce Praticien vit faire à M. Maget plusieurs traitemens avec une satisfaction qui faisoit l'éloge de son cœur. Il ne parloit de notre Artiste & de sa méthode qu'avec une sorte d'enthousiasme. Malheureusement la mort l'enleva trop tôt au Public, & ce fut pour M. Maget une perte irréparable. Il ne parle ou n'entend parler encore de ce respectable Médecin que les larmes aux yeux.

M. Gautier, Docteur-régent de la Faculté, demanda à le remplacer. M. Maget qui avoit eu l'honneur de le voir quelquefois chez M. le Thuilier, y consentit. M. Gautier a été aussi le témoin

& l'admirateur des succès de M. Maget.
Il assista en particulier aux deux traitemens dont nous allons rendre compte.

M. le duc de Mortemart, qui ne
perdoit pas de vue M. Maget, & qui,
par amour pour le bien de l'humanité,
paroissoit partager ses succès, présenta
son Protégé à M. de Sartines, alors
Lieutenant général de Police. Ce grand
Magistrat, né pour se faire un nom immortel dans toutes les parties de l'admi-
nistration, ordonna que M. Maget trai-
teroit à Bicêtre des malades d'hernie,
sous les yeux de trois Commissaires de
la Faculté, M.ᵉˢ Dejean, Médecin de
l'Hôtel-Dieu; Granclas, Médecin du
feu roi de Pologne; & Lafise, Professeur
en Chirurgie. Pouvoit - on donner à
notre Artiste des Juges plus éclairés &
plus honnêtes? Le zèle & l'attention
avec lesquels il suivirent le traitement de
deux malades d'hernies, justifièrent parfaitement le choix du Magistrat. Ces

deux malades, quoiqu'il y en eût un attaqué du ſcorbut, guérirent complet-tement. M.ʳˢ Dejean, Granclas & Lafiſe firent à M. de Sartines le rapport le plus favorable. Il exiſte encore à Bicêtre un troiſième malade connu ſous le nom du *père David*, que M. Maget a traité dans un âge fort avancé, & qu'il a délivré pour toujours d'une hernie complette.

M. Maget ayant eu le malheur de perdre ſon illuſtre protecteur, M. le duc de Mortemart, fut conſeillé de mettre ſous les yeux du Miniſtre ſa découverte & les pièces authentiques qui en prou-voient la réalité & les précieux avan-tages. M. Amelot, dont l'attention pour tout ce qui peut contribuer à la gloire du Roi & au bonheur de ſes Sujets, eſt ſi connue, renvoya l'affaire à M. de Laſſone, premier Médecin de la Reine, du Roi en ſurvivance. Tout le monde conviendra que M. Maget ne pouvoit avoir un Commiſſaire plus éclairé, plus équitable, & qui fentît plus vivement toute l'importance de récompenfer & d'encourager les découvertes utiles dans l'Art de guérir. Sur le rapport de ce grand Médecin, M. Amelot daigna accorder à notre Artifte, une gratification, un brevet de Chirurgien de la Garde de Paris, & la liberté de faire annoncer fa nouvelle méthode dans la Gazette de France.

Plufieurs guérifons d'hernies furent les effets naturels de ces trois grâces. M.ᵣˢ les abbés Véniere & Foifi, dont il a été parlé dans le Journal de Paris, & Haymon Avocat, en particulier, n'oublieront jamais qu'ils doivent leur tranquillité au Miniftre bienfaifant qui les a accordées.

Si nous ofions mêler notre foible voix avec celle des plus grands maîtres de l'Art, nous dirions que nous avons eu fouvent le plaifir de voir M. Maget triompher de cette cruelle maladie. Ce

témoignage paroîtra d'autant moins fuf-
pect, que nous nous faifons un devoir
d'ajouter que fes fuccès n'ont pas été
conftans. Nous l'avons vu échouer
dans deux opérations. Mais nous man-
querions à la juftice, fi nous paffions
fous filence, que ces opérations n'ont
eu aucune fuite fâcheufe, qu'elles ont
rendu plus difficile la fortie de l'hernie ;
& conféquemment mis les malades en
état de la contenir avec plus d'aifance ;
que le défaut de fuccès dans une fut évi-
demment caufé par l'impatience du malade qui ne voulut point fouffrir qu'on
finît de l'opérer, & dans l'autre par la
trop grande timidité de l'Opérateur.
Qu'on nous permette de le dire, le
malade lui étoit trop cher pour qu'il ne
manquât à rien de ce qui étoit néceffaire pour le guérir.

Il n'y a eu qu'un feul malade dont
la plaie ne fe foit pas parfaitement cica-
trifée, quoique l'opération eût été très-
bien

bien faite. C'étoit un Sujet ufé par les années, par le travail de cabinet & par des maladies internes très - graves. M. Maget avoit refufé de l'opérer, & il ne s'y détermina que parce que le malade l'avoit exigé, & que les Médecins ordinaires & extraordinaires, notamment M. Gautier, y avoient confenti. M. Petit, Docteur-régent de la Faculté de Paris, Membre de l'Académie Royale des Sciences, &c. a déclaré par écrit, d'après un examen approfondi, que l'opération avoit été bien faite, & que le défaut de cicatrice de la plaie ne pouvoit être attribué à la méthode de M. Maget, mais uniquement au mauvais état du malade. Cette déclaration eft dans les bureaux du Miniftre. Pourroit-on defirer un témoignage d'un plus grand poids?

Deux traits, dont l'un nous a été confervé par Dionis, & l'autre par Heifter, prouvent combien la découverte de M. Maget eft précieufe.

C

Le grand Colbert, informé que le Prieur de Cabrières en Provence avoit réuſſi à guérir quelques enfans attaqués d'hernie, par le moyen d'un emplâtre qu'il appliquoit ſur l'anneau, & du vin blanc aiguiſé d'acide marin qu'il faiſoit boire, le fit venir à Verſailles, & l'engagea à lui confier ſon ſecret. Louis XIV, avec ſon Miniſtre, ſe fit un plaiſir d'adminiſtrer lui-même le remède, & ayant obtenu quelques ſuccès, la méthode fut rendue publique, & le Prieur renvoyé comblé de biens & d'honneurs.

George II, roi d'Angleterre, paſſant un régiment en revue, & touché de ce qu'on étoit obligé de délivrer quatre-vingt-deux congés pour cauſe d'hernie, dit qu'il feroit donner cent mille écus à la perſonne qui auroit trouvé le moyen de guérir cette cruelle maladie. Un Chirurgien frappé de la promeſſe du Roi, quitta ſon état pour s'occuper uniquement de la guériſon des hernies. Deux années de travail & de recherches ne l'ayant pas conduit à son but, il eut la bonne foi de l'avouer. George II lui fit donner quarante mille livres pour le dédommager de ses pertes & pour le récompenser de son zèle.

Nous sentirions mal le bonheur dont nous jouissons, si nous avions l'injustice de soupçonner que notre auguste Monarque fût moins sensible que Louis XIV & George II. Il nous a déjà donné trop de preuves de son humanité, du tendre & vif intérêt qu'il prend au bonheur de ses Sujets, pour que nous ne soyons pas persuadés qu'il regardera la découverte de M. Maget comme une des plus propres à contribuer à la gloire de son règne.

Une méthode si conforme aux meilleurs principes, si simple, d'une exécution si sûre & si facile, dont la bonté a été prouvée par un si grand nombre d'expériences & de succès, sera sans doute favorablement reçue & généralement adoptée : elle mérite d'être connue de tout l'Univers. Je m'eſtimerois très-heureux, ſi en prêtant ma foible plume à M. Maget, j'avois contribué au bien de mes ſemblables, concouru aux grandes vues du Gouvernement & répondu aux vœux de l'illuſtre Médecin qui veille à la conſervation de la ſanté de notre auguſte Souveraine.